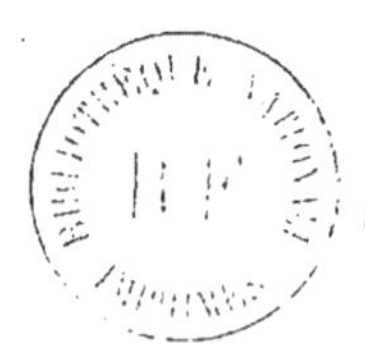

CONFÉRENCE

FAITE A

L'ASSOCIATION DES DAMES FRANÇAISES

A SÈVRES

Le 27 Avril 1897

CHARTRES. — IMPRIMERIE DURAND, RUE FULBERT.

CONFÉRENCE

FAITE A

L'ASSOCIATION DES DAMES FRANÇAISES

A SÈVRES

Le 27 Avril 1897

SOUS LA PRÉSIDENCE DE MADAME JANSSEN

PAR LE

D^R CH. BOURGEOIS (DE SÈVRES)

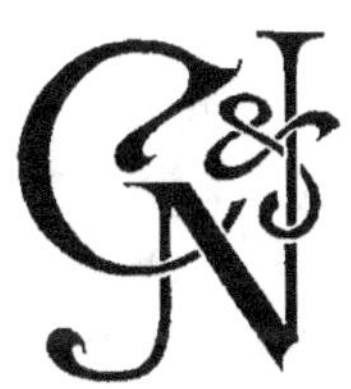

PARIS

GEORGES CARRÉ ET C. NAUD, ÉDITEURS

3, RUE RACINE, 3

—

1897

CONFÉRENCE

FAITE A

L'ASSOCIATION DES DAMES FRANÇAISES

A SÈVRES

Le 27 Avril 1897

SOUS LA PRÉSIDENCE DE MADAME JANSSEN

PAR LE

Dʳ Cʜ. BOURGEOIS (DE SÈVRES)

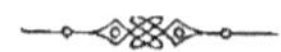

MESDAMES,

Nous avons réparti, mon honorable confrère M. le docteur Ledermann et moi, les sujets qui feront l'objet de nos entretiens, en deux séries. L'une traite des blessures, des plaies et en général des cas qui relèvent du traitement chirurgical; l'étude en a été commencée par M. le docteur Ledermann. L'autre concerne les malades et les maladies; c'est celle dont j'aurai l'honneur de vous entretenir.

L'Association des Dames françaises se propose, entre autres choses, de fournir assistance au médecin pour le temps de guerre. Vous pouvez être étonnées, peut-être, que cherchant à vous donner dans ces leçons les notions nécessaires pour vous permettre d'atteindre ce but, nous ayons accordé une importance égale à l'étude des soins à donner aux blessés et à celle des soins à donner aux malades.

On s'imagine en effet volontiers, dans le public, que pour être une parfaite ambulancière, il suffit de savoir soigner les plaies, faire les pansements, servir le chirurgien. Cette opinion est une grande erreur qui repose sur une autre erreur non moins accréditée, la croyance au rôle prépondérant des blessures dans la mortalité excessive des armées en campagne. Vous allez en juger par les documents que je vous apporte, puisés aux sources d'informations les plus sûres, nos annales de médecine militaire, et surtout les travaux remarquables de M. le professeur Kelsch[1], médecin inspecteur de l'armée, directeur de l'École du service de santé militaire de Lyon, ceux de M. le professeur Laveran[2], et de M. le médecin inspecteur général Colin[3]. C'est là que j'ai trouvé consignés les faits et les chiffres que je vais soumettre à votre attention.

Alors même que le rôle de l'artillerie est prédominant dans la lutte, l'action médicale est aussi ample, aussi large que celle de la chirurgie. Avant que le premier coup de canon ait été tiré, l'état sanitaire subit déjà de

---

1. Kelsch. *Traité des maladies épidémiques* (Paris, 1894), et diverses publications.
2. Laveran. *Traité des maladies et épidémies des armées.*
3. Colin. *Traité des maladies épidémiques.*

graves atteintes. Les troupes se mobilisent, marchent, campent, les maladies naissent et se multiplient de jour en jour, les épidémies se préparent et éclatent même.

La loi sur les effectifs du 15 mars 1875, qui a institué la compagnie de 250 hommes sur le pied de guerre, prévoit dans l'exposé des motifs que, huit jours après l'entrée en campagne, ce chiffre sera réduit à 200 ou 180, c'est-à-dire que la compagnie aura perdu un cinquième ou un quart de son effectif. C'est là un fait d'expérience attesté par tous les médecins militaires. Ce déchet inévitable se compose en partie des hommes blessés par la marche ou l'équipement au grand complet, mais surtout des chétifs, des malingres, des sujets atteints de tuberculose ou de maladies du cœur latentes, en un mot de tous ceux qui pouvaient jusqu'à un certain point résister aux fatigues du service ordinaire, mais qui, marqués d'une tare de maladie quelconque, fléchissent sous les premiers efforts de la concentration. L'épuration se continue pendant une huitaine de jours encore, et réduit en fin de compte l'effectif à 150 hommes. Ceux-là, exempts de toute prédisposition maladive, d'une constitution robuste, suffisamment éprouvée par ces premières fatigues, vont continuer la campagne. Ainsi, quinze à vingt jours auront suffi à éliminer les deux cinquièmes de l'effectif ; et l'on ne s'est pas encore battu !

Eh bien, malgré ce triage forcé du début, ce qui domine dans l'histoire des atteintes d'une armée en campagne, c'est la supériorité numérique presque constante des maladies sur les blessures, c'est l'excès ordinaire des décès déterminés par les premières sur ceux dus aux secondes. Voici des exemples probants :

La guerre de Crimée, toujours citée et avec raison dans les ouvrages de médecine militaire, nous a coûté 96,000 hommes, dont 20,000 seulement sont tombés devant l'ennemi, ou morts des suites de leurs blessures, tandis que les autres ont été emportés par les maladies régnantes. On peut objecter que cet exemple se rapporte à une guerre aussi néfaste au point de vue sanitaire que glorieuse pour nos armes, puisque l'armée fut éprouvée par deux maladies graves, le choléra et le typhus. C'est vrai, mais voici la guerre de la Sécession qui nous fournit des chiffres non moins imposants : 186,000 décès par maladies, contre 93,000 dus au fer et au feu de l'ennemi. Voici encore l'armée russe qui, dans sa grande lutte contre la Turquie en 1877, a perdu plus de deux fois plus d'hommes par maladies que par faits de guerre.

D'ailleurs, nous trouvons les mêmes enseignements dans tous les temps et dans tous les lieux. Les maladies déciment les Carthaginois sous les murs de Syracuse, et les Gaulois sous ceux du Capitole. L'armée de saint Louis est anéantie par le scorbut. Le typhus acheva, en 1813, ce qui restait de la grande armée. Le choléra a arrêté l'expédition du Maroc en 1857, et il a failli compromettre celle de Crimée.

Permettez que je vous lise quelques lignes d'un petit ouvrage très original, publié à Paris en 1681 par Remy Fort. J'en ai pris copie à la fin de vous les citer. L'ouvrage a pour titre : *La Médecine d'armée, ou les Entretiens de Polemiatre et de Leoceste sur les maladies des soldats.* Remy Fort avait observé dans les armées et il avait pu se rendre compte de la grande mortalité occasionnée par les maladies. Polemiatre, le principal interlocuteur[1], enseigne à Leoceste quelles sont les maladies qui règnent le plus souvent sur les armées, leurs causes et les moyens de les guérir ; de là, trois dialogues. — Au début du premier dialogue, Leoceste demande à Polemiatre ce qu'il a été faire à la guerre.

POLEMIATRE. — J'y étais pour combattre.

LEOCESTE. — Pour combattre ! Eh qui ?

POLEMIATRE. — L'ennemi.

LEOCESTE. — Quel ennemi ?

POLEMIATRE. — Le plus dangereux qu'aient les troupes.

LEOCESTE. — Vous voulez dire peut-être les maladies, mais à mon avis le fer et le feu sont beaucoup plus à craindre.

POLEMIATRE. — Sachez pourtant que les maladies détruisent d'ordinaire plus de monde dans les armées que les armes mêmes, et que souvent elles font plus de ravages que les batailles les plus sanglantes.

LEOCESTE. — Quelle apparence qu'il meure plus de soldats de maladies que de blessures ? Car on ne compte que par dizaine ou centaine de mille les morts d'une bataille.

POLEMIATRE. — On ne tue pas si facilement tant de gens armés, et l'on ne donne pas si souvent de ces batailles..... Ce n'est pas dans les combats qu'il meurt le plus de monde, et l'on remarque d'ordinaire que parmi un assez grand nombre de combattants, pour trente blessés dans une occasion, on compte à peine dix morts, encore meurt-on rarement d'une seule blessure..... Il est constant que parmi les troupes les maladies font des ravages d'autant plus grands qu'il est difficile d'éviter leurs embûches et de se défendre contre leurs attaques. Elles ne donnent guère de trêve, quoique à l'armée on en donne souvent, elles s'introduisent

---

1. Polemiatre est un nom symbolique, dont l'étymologie grecque πολεμου ιατρος veut dire médecin de guerre.

comme des espions et des ennemis déguisés dans tous les quartiers d'un camp ; elles entrent dans les tentes des soldats, les surprennent et leur coupent la gorge sans qu'ils puissent s'opposer à leur violence ; ce sont elles enfin qui affaiblissent et ruinent les armées.

C'est l'avis émis par toutes les voix autorisées. Elles attestent que si le feu décime les troupes, les maladies et les épidémies en font disparaître le quart.

Les conditions particulières de la guerre peuvent cependant rendre excessifs tour à tour le rôle du feu ou le rôle de la maladie dans la mortalité.

Dans la campagne de Waterloo, cette lutte acharnée de quelques semaines seulement, les morts par le feu de l'ennemi montèrent au chiffre énorme de 35 pour 100, tandis que les décès par maladies furent insignifiants. Inversement, il suffit que le typhus, le choléra, les fièvres paludéennes, viennent fondre sur une armée qui a de rares occasions de combattre, pour porter la mortalité par maladies à des proportions effrayantes. Les ouvrages de médecine militaire citent souvent à ce sujet l'expédition malheureuse des Anglais à l'île de Walcheren au commencement de ce siècle (1809). Au ministre de la guerre Clarke qui demandait des instructions à Napoléon, l'empereur, sur les conseils de Larrey, répondit : « Abstenez-vous de tout mouvement offensif ; la fièvre et l'inondation combattront pour nous ; dans trois mois, il n'y aura plus un Anglais chez vous. » C'est ce qui arriva. « Jamais peut-être, dit le professeur Laveran dans son chapitre des fièvres palustres, désastre militaire causé par l'infection palustre ne fut plus complet que celui qui suivit le débarquement des Anglais au mois d'août 1809 dans l'île de Walcheren. Du 28 août au 23 décembre, sur un effectif de 39,219 hommes, 4,175 succombaient aux fièvres ; du 21 août au 18 novembre, le nombre des admissions aux hôpitaux, récidives comprises, s'élevait à 28,846 ; vers la fin de décembre 1809, après le retour en Angleterre, on comptait encore 11,503 hommes atteints de « maladies de Walcheren ». L'armée anglaise avait été vaincue avant de combattre, elle n'eut que 217 hommes tués à l'ennemi. »

Il y a encore d'autres circonstances, moins saisissantes, qui peuvent modifier dans un sens ou dans un autre les chances de maladies et de mortalité d'une armée en campagne. Considérez, par exemple, la guerre d'Italie. Notre corps expéditionnaire, composé de 200,000 hommes environ, a compté 8,600 décès, dont 2,040, c'est-à-dire à peine le quart pour maladies. Quelle dissemblance entre ce résultat et celui de la guerre de Crimée où les maladies ont tué près de quatre fois plus d'hommes que le feu de l'ennemi. A quoi tient cette différence ? Elle tient évidemment à deux conditions, la différence dans la durée de la lutte, et dans la distance qui séparait les armées engagées de la mère-patrie, conditions dont les maîtres de la médecine militaire font ressortir la haute signification.

La durée est très importante à considérer : à mesure que le temps s'écoule, les approvisionnements s'épuisent ou s'altèrent, sous l'action des fatigues le moral baisse ; la dépression morale engendre la dépression physique avec toutes ses conséquences, le nombre et la gravité des maladies augmentent. Je reviendrai tout à l'heure sur ce sujet.

Quant à la distance, elle exerce une influence doublement défavorable : elle rend plus longs et plus difficiles les évacuations et les ravitaillements ; nous l'avons bien éprouvé à notre dernière expédition à Madagascar ; elle prépare donc l'encombrement et la famine, les deux générateurs de maladies les plus redoutables des armées.

Si la durée d'une guerre et l'éloignement de la mère-patrie exercent des effets si visibles sur l'état sanitaire d'une armée, il est d'autres causes qui, pour être moins apparentes, n'en ont pas moins une puissance considérable. Celles-là, du moins, ne sont plus inhérentes aux conditions mêmes de la lutte. Contre elles, l'hygiène et une bonne administration médicale peuvent beaucoup ; elles le peuvent partout et toujours, pourvu qu'elles soient écoutées.

Voici deux exemples des merveilleux résultats que peuvent atteindre l'hygiène et une bonne administration médicale dans les situations les plus défavorables ; ils se rapportent à deux campagnes bien différentes par les temps et les lieux où elles furent exécutées ; leur témoignage n'en est que plus précieux.

Notre expédition d'Égypte à la fin du siècle dernier a été assurément une guerre lointaine et longue. Or, depuis le départ de France jusqu'à la fin de l'an VIII, l'armée, forte de 35,000 hommes, n'en perdit que 8,915, savoir 4,758 par fait de guerre, et 4,157 par maladie. Et notez qu'elle fut éprouvée par la peste, qui lui enleva près de 1,700 hommes. De sorte que dans l'espace de deux ans, malgré l'insalubrité du sol et du climat, malgré les grands combats, les fatigues incessantes d'une campagne aussi pénible que glorieuse, malgré enfin l'éloignement de la mère-patrie, elle ne perdit réellement que 2,468 hommes par maladies ordinaires.

Ces merveilleux résultats, on se les explique en lisant l'histoire médicale de l'armée d'Orient par Desgenettes, et les mémoires de Larrey ; on se les explique par la direction habile et prévoyante imprimée au service de santé par ces deux illustres médecins, par les mesures d'hygiène aussi nombreuses que salutaires qu'ils ont su imposer, à une époque où l'on estimait cependant plus la gloire que la vie des hommes. Ils y sont parvenus, grâce à l'autorité que leur donnaient vis-à-vis du général en chef, l'ascendant de leur savoir, l'élévation de leur caractère, le sentiment de la grandeur de leur mission, et l'infatigable dévouement avec lequel ils la remplissaient.

Reportez-vous maintenant à une époque plus récente. Nous y trouvons un enseignement semblable ; mais cette fois, malheureusement, ce n'est plus l'armée française qui le donne.

En 1870, l'armée allemande, mobilisée sur le pied de près de 1 million d'hommes, eut 40,000 décès, dont 11,000 seulement par maladie. C'est-à-dire que pendant une campagne de sept mois, durant un hiver très rude, au milieu d'un pays ennemi, menacés sans cesse dans leurs communications, aux prises avec la fièvre typhoïde, la dysenterie, la variole, les Allemands n'ont pas perdu proportionnellement plus d'hommes que nous dans les plaines de la Lombardie en 1859, pendant cette expédition qui n'a duré que deux mois, les deux meilleurs de l'année, et qui a eu pour théâtre un pays allié, fertile, situé aux portes de la France ! Sans doute, les

Allemands ont fait la guerre dans un pays riche où ils ont trouvé le vivre et le couvert dans des conditions généralement meilleures que celles du pays natal ; d'après des documents bien établis, l'administration prussienne n'a transporté en vivres en 1870-1871 que le quart de la consommation de ses armées. Les Français n'auraient point la perspective de pareilles ressources en allant à Berlin. Mais à part ces avantages évidents de l'armée allemande, il est juste de reconnaître, à l'honneur de l'hygiène en même temps que des gouvernements et des médecins nos voisins, que l'organisation sanitaire de leurs troupes était à un degré supérieur.

En résumé, ce qui ressort des faits que je viens de vous rapporter, c'est qu'en guerre le rôle des maladies l'emporte sur celui des blessures. La guerre n'est donc pas seulement une épidémie de blessures, selon une expression pittoresque. Ceci est vrai au point que l'on considère comme suffisamment heureuses les rares campagnes où les pertes par blessures et par maladies se compensent à peu près.

*
* *

Mais si la guerre multiplie les chances de maladies et de morts, il ne faudrait pourtant pas croire qu'elle crée des causes capables d'engendrer des maladies nouvelles. A part le scorbut et le typhus, qui appartiennent surtout aux temps passés, et qui deviennent de plus en plus rares dans les luttes modernes, nous trouvons dans les armées en campagne les maladies habituelles, celles des camps et des garnisons.

Les armées anciennes, après avoir combattu pendant la période favorable de l'année, n'affrontaient pas les difficultés pendant la saison froide; elles prenaient alors leurs quartiers d'hiver. A cette coutume, la transformation de la tactique militaire moderne a substitué la permanence des luttes se prolongeant sans trêve ni merci jusqu'à ce que la paix soit imposée au vaincu.

Mais c'est en été et en automne qu'ont lieu les opérations actives de la guerre. C'est à ce moment surtout que les troupes marchent, campent, bivaquent. Ce sont les maladies de cette époque qui dominent dans les armées en campagne, celles dues à l'influence combinée des agents atmosphériques et du sol. Cette influence s'affirme de la manière la plus énergique; elle donne ici la mesure de sa puissance. La dysenterie, la fièvre typhoïde prennent une expansion énorme, et l'emportent de beaucoup sur les autres maladies. Dans l'armée allemande, pendant la guerre de 1870, elles représentèrent avec la diarrhée la moitié du nombre total des maladies. Leur importante mérite que je vous les fasse connaître au moins par une description succincte.

La dysenterie, trop souvent confondue dans le public avec la simple diarrhée, se présente ainsi dans les cas de moyenne intensité :

Au début, les individus sont pris de diarrhée et de douleurs abdominales; au bout de vingt-quatre ou quarante-huit heures, les garde-robes changent de nature et deviennent dysentériques ; elles contiennent des mucosités glaireuses, d'un blanc jaunâtre et analogues à du blanc d'œuf mal cuit ; parfois, ces glaires sont transparentes, mêlées de filets de sang, ou encore elles ont l'apparence rouillée des crachats des pneumoniques. Jusquelà, il n'y a pas d'ulcérations intestinales.

Les évacuations sont précédées d'un sentiment très douloureux de tension et de constrictions à l'anus (c'est ce qu'on appelle les épreintes et le ténesme), et d'envies incessantes, que le malade ne peut satisfaire, et qui n'aboutissent qu'à lui faire rendre à la fois tout au plus la valeur d'une cuillerée à café de matière. Les épreintes, vives et douloureuses, se propagent parfois du rectum à la vessie. En outre il y a des coliques au milieu du ventre et sur le trajet du gros intestin. Ces douleurs sont exagérées par la pression, surtout du côté gauche.

Puis les ulcérations intestinales se constituent; les garde-robes se modifient; outre les matières glaireuses, elles contiennent du sang pur et des membranes nommées vulgairement « raclure de boyaux » qui sont en réalité des lambeaux de muqueuse ulcérée ainsi que le démontre l'examen microscopique. A cette période, les efforts de défécation se répètent plusieurs fois par heure, et, dans les cas très graves, les malades ont jusqu'à cinquante, cent et deux cents selles par vingt-quatre heures, et la masse totale des matières rendues peut s'élever à trois, quatre et cinq litres.

Vers le huitième, dixième, quatorzième jour, les garde-robes, d'une fétidité horrible, sont constituées par un liquide rougeâtre au milieu duquel nagent des lambeaux de membranes ; elles contiennent aussi du pus en quantité notable.

Tels sont les phénomènes locaux de la dysenterie ; leur intensité dépend de la gravité de la maladie.

Les symptômes généraux varient également suivant les cas. Dans les formes graves, ils sont rapidement inquiétants ; la soif est vive, la peau est sèche et le pouls variable ; les évacuations incessantes accompagnées de douleurs intolérables épuisent le malade ; les forces déclinent brusquement, l'amaigrissement est considérable ; la prostration, la somnolence et le refroidissement complètent souvent ce tableau, et la mort peut survenir du quatrième au vingtième jour de la maladie.

La fièvre typhoïde est mieux connue ; je ne vous en dirai que quelques mots.

Habituellement, elle est précédée d'une période qui dure plusieurs jours, pendant laquelle le sujet se plaint de lassitude, de courbature dont il ne peut s'expliquer la cause ; à cette lassitude se joignent du manque d'appétit, des vertiges et parfois des saignements de nez. Puis, la fièvre apparaît, accompagnée d'un mal de tête qui dure jour et nuit. Le malade ne peut dormir ; il accuse des bourdonnements d'oreilles qui augmentent par le mouvement. La diarrhée commence. A ce moment déjà la température du soir peut atteindre 39°5 et même 40 degrés.

Vers le septième jour de la maladie, on voit apparaître sur le ventre des taches appelées « taches rosées lenticulaires » ; la période d'état de la maladie est constituée.

Les symptômes nerveux acquièrent une intensité graduellement croissante. Aux bourdonnements d'oreilles fait suite un affaiblissement de l'ouïe, qui peut aller jusqu'à la surdité ; à l'insomnie et aux rêvasseries s'ajoute un délire habituellement tranquille, parfois accompagné d'agitation. Le malade, indifférent à ce qui se passe, est plongé dans un état de somnolence ou de stupeur ; il est là, couché sur le dos, le regard vague, le visage amaigri, la bouche entr'ouverte, les lèvres tremblantes, les narines agitées de battements rapides ; et par moments on dirait qu'il cherche à saisir dans ses mains des objets imaginaires.

Les troubles de l'appareil digestif appartiennent surtout à cette période. La langue est sèche, fendillée, recouverte de mucosités desséchées noircies par un peu de sang. La diarrhée est constituée par des selles liquides, fétides, fréquentes. Dans quelques cas, la diarrhée manque, il y a même de la constipation.

Les troubles de l'appareil respiratoire consistent en une congestion broncho-pulmonaire qui apparaît vers la fin de la deuxième semaine, et peut devenir l'origine d'accidents redoutables.

Les urines sont peu abondantes, très colorées. La rétention d'urine est assez fréquente, d'où la nécessité de surveiller attentivement la vessie des malades, afin de la vider artificiellement s'il y a lieu.

Le pouls est fréquent, parfois irrégulier.

Quand la maladie n'est pas mortelle, le malade entre dans la période de défervescence ou de déclin, du quinzième au trentième jour, rarement plus tôt. La température baisse graduellement, les symptômes diminuent d'intensité, et peu à peu le malade entre en convalescence.

Cette convalescence est toujours longue, sujette aux rechutes si facilement provoquées, au début, par une reprise d'alimentation mal conduite. Je tiens, Mesdames, à fixer, en passant, votre attention sur ce point : l'alimentation au début de la convalescence de fièvre typhoïde doit être surveillée avec soin et convenablement dirigée. Tous ceux qui ont fréquenté les hôpitaux ont observé ce que j'ai observé pendant mes années d'études aux hôpitaux de Paris : fréquemment, aux lendemains des jours où les salles sont ouvertes aux familles qui viennent voir leurs malades, quelque convalescent à peine sorti de sa fièvre typhoïde présentait une nouvelle élévation de température. On lui avait apporté en cachette des gâteaux, oranges, ou autres friandises ; le convalescent n'écoutant que la faim, assez habituelle dans son état, leur avait fait trop d'honneur.

Il est facile de prévoir, Mesdames, que les armées qui campent pendant de longues semaines sur le même emplacement, exposées à la fois aux vicissitudes du temps et à l'infection croissante du sol, de l'air et de l'eau, doivent payer un large tribut à ces fléaux de la guerre dont je viens de vous entretenir, la dysenterie et la fièvre typhoïde. Elles sont beaucoup plus atteintes que les troupes en mouvement. Pendant la guerre de 1870-71, la fraction de l'armée allemande immobilisée sous les murs de Metz fut beaucoup plus éprouvée que les corps qui faisaient pendant le même temps une guerre active au nord et au centre de la France, ainsi qu'en témoignent les tableaux comparatifs suivants, concernant la fièvre typhoïde :

ARMÉE DE METZ.

Septembre. Effectif. 242.925 hommes. 4,698 cas de fièvre typhoïde, soit 19 p. 1000
Octobre.   . Effectif. 238.817 hommes. 7,909   —   33 p. 1000

RESTANT DE L'ARMÉE ALLEMANDE.

Septembre. Effectif. 570.355 hommes. 7,765 cas de fièvre typhoïde, soit 13 p. 1000
Octobre.   . Effectif. 602.040 hommes. 9,614   —   15 p. 1000

Écoutez l'explication aussi simple que saisissante de ce fait, donnée dans cette page remarquable de M. le professeur Kelsch :

Quant aux conditions de l'infection du sol, elles atteignent des proportions colossales. On peut en mesurer l'énergie par la pensée, si l'on se représente la masse énorme de souillures que répandent autour d'eux 240,000 hommes concentrés pendant deux mois et demi sur une surface de quelques mille carrés allemands, avec les chevaux et le bétail que comporte une pareille agglomération.

Il y a lieu tout d'abord de faire la part des matières excrémentielles fournies par ces immenses rassemblements d'êtres vivants. On peut affirmer que celles de l'homme ne sont pas des souillures banales : elles sont le véhicule et l'agent de la dissémination de la graine morbide....

Les déchets des abattoirs représentent une deuxième source d'infection du sol. On peut s'en faire une idée d'après un témoignage de la commission allemande chargée de la désinfection des champs de bataille de Metz. Au milieu du mois de mars 1871, cette commission trouva encore près de Gravelotte les détritus des abattoirs du 9e corps tout entier ; ils recouvraient un quart d'arpent de terrain sur une épaisseur de deux pieds. Tout près de Courcelles, sur une prairie humide, elle constata un amas de lard et de pain pourris, mesurant 120 pas de long, 20 de large et 2 pieds de haut.

Mais qu'est cette cause d'infection en comparaison de celle des cadavres que reçoit le sol dans le voisinage des campements? Des documents officiels établissent que les Allemands ont enterré sous les murs de Metz, pendant les deux mois et demi de siège, 3o,ooo individus tombés sur les champs de bataille ou morts de maladies, dont 21,000 pour la rive gauche (de la Moselle) sur une surface de 3 milles carrés 1/2, et 9,000 pour la rive droite, sur une surface de 1 mille carré 1/2.

A ces morts, il faut ajouter les innombrables cadavres d'animaux enfouis sommairement dans les champs ou jetés simplement dans les fossés bordant les chemins. Dans les sanglantes luttes des 16 et 18 août, les Allemands seuls laissèrent sur le champ de bataille près de 3,ooo chevaux, et d'autre part, ils perdirent à la même époque plusieurs milliers de têtes de bétail enlevées par la peste bovine qui sévissait sur les troupeaux.

L'influence des cadavres qu'*à priori* on ne saurait révoquer en doute, s'est affirmée d'une manière spéciale par la prédominance de la morbidité au milieu des troupes campées entre Novéant et Rezonville, dans le voisinage immédiat des grands champs de bataille devenus de vastes champs de morts.

La putréfaction d'ailleurs de ces matières organiques de provenance si diverse devait s'effectuer d'autant plus activement que des pluies abondantes tombèrent en septembre et en octobre, et que le sous-sol imperméable de Metz devait entretenir dans les oouohos oous-jacentes l'humidité si favorable à cette décomposition.

C'est sur ce gigantesque foyer putride, qui n'a peut-être pas d'analogue dans l'histoire, que l'armée ennemie dut camper pendant plus de deux mois.

Comment ne pas éprouver en lisant ces lignes un sentiment de tristesse patriotique, évoquée par la pensée de ce qui serait advenu de l'armée ennemie si gravement

éprouvée sous les murs de Metz par les deux épidémies
de fièvre typhoïde et de dysenterie, si le sort de la vail-
lante armée française n'avait pas été entre les mains
d'un chef dont la mémoire sera à jamais flétrie.

Vous venez d'apprendre la puissance redoutable de
l'infection du sol sur les armées immobilisées dans les
campements. Bien souvent l'influence délétère née de
l'entassement des hommes dans des locaux trop étroits
ne le cède guère à celle des campements. Des exemples
nombreux en sont consignés dans l'histoire de la guerre
américaine, et les Allemands en ont encore fait la cruelle
expérience sous les murs de Metz et surtout de Paris.
Permettez que je vous cite encore quelques lignes de
M. le professeur Kelsch :

Sous les murs de Paris, l'ennemi trouva à s'installer dans les
nombreux centres d'habitation qui entourent la capitale, et on sait
de quelle façon il en usa. Mais les maisons, les villas abandonnées,
les baraques élevées sur divers points, étaient loin de suffire à une
armée si nombreuse. Regorgeant d'hommes, devenant d'autant
plus insalubres que les rigueurs de la saison obligeaient ces derniers à fermer hermétiquement toutes les ouvertures, ces refuges
devinrent plus funestes à leurs habitants que ne l'eût été le bivouac
lui-même : en peu de temps, ils dégénérèrent en de redoutables
foyers d'infection et de contagion. C'est ainsi qu'en plein hiver, la
fièvre typhoïde se répandit dans l'armée d'investissement, dont
l'état sanitaire avait été satisfaisant jusqu'à son immobilisation
devant la capitale.

De sorte qu'après avoir éprouvé sous les murs de Metz toute la
puissance typhogène du sol imprégné de déjections, nos ennemis
purent mesurer sous Paris celle non moins redoutable du méphi-
tisme de l'encombrement.

Néanmoins, chose remarquable, la dysenterie et la fièvre typhoïde, bien que se multipliant dans une proportion colossale sous l'empire des conditions créées par la guerre, restent cependant subordonnées dans leur marche mensuelle à l'action des saisons.

Dans l'armée allemande, la fièvre typhoïde après avoir atteint son maximum en octobre déclina lentement à travers l'hiver. La dysenterie, après avoir suivi une marche parallèle, était éteinte partout en novembre, comme épidémie. En sorte que le chiffre de maladies de la guerre se trouve beaucoup plus élevé pendant le troisième trimestre de l'année que pendant l'hiver.

Ce ne sont donc point, comme on pourrait s'y attendre, chez des hommes exposés à toutes les intempéries, les maladies imputables aux refroidissements, les congélations, les rhumatismes, les bronchites, les pneumonies qui dominent. Sans doute, le froid fit de nombreuses victimes lors de la retraite de Russie ; « il acheva, nous dit le baron Larrey qui nous a légué cette histoire lamentable, ce que tant de misères avaient commencé. » Sans doute, beaucoup de nos malheureux soldats conduits prisonniers en Allemagne périrent de pneumonie. Mais dans le premier cas, il s'agit de débris d'une armée arrivée au dernier degré de l'épuisement par les fatigues et les maladies antérieures ; le second intéresse non plus une armée en campagne mais en captivité.

C'est qu'en effet, si ce sont, d'une façon générale, les affections des saisons chaudes, celles qui naissent de la chaleur et de l'infection du sol combinées qui surchargent la mortalité des armées en campagne, la marche ultime des maladies est rigoureusement subordonnée à la durée et aux péripéties de la guerre. Je vous ai déjà signalé l'influence de la durée de la guerre ; elle mérite d'être examinée de plus près.

La dernière période d'une longue guerre ne ressemble pas au commencement. Les maladies restent à peu de chose près les mêmes, mais elles deviennent plus nombreuses, plus graves ; et les derniers mois sont dix fois plus chargés en décès que les premiers, alors même que rien pourtant ne paraît changé dans les conditions extérieures de l'armée.

Voici un trait qui exprime d'une façon saisissante cette aggravation de l'état sanitaire. Ayant pris la parole à l'occasion d'un anniversaire célébré le 2 août 1874 à l'Institut Wilhelm où sont formés les médecins militaires de l'armée prussienne, le professeur Virchow s'est plu à relever le grand écart établi par la statistique en faveur de sa nation entre la mortalité de l'armée américaine pendant la guerre de la Sécession (133 pour 1000 d'effectif annuellement), et celle de l'armée allemande durant sa lutte contre la France (13 pour 1000 d'effectif pendant toute la durée de la guerre). L'illustre médecin ne put s'empêcher de tirer quelque vanité de ce contraste dont il fit en grande partie honneur à l'expérience et à la science allemandes. Mais son amour-propre national le trompait.

Deux ans plus tard, au congrès international de Philadelphie, Woodward remit les choses au point, et montra à quelles illusions on s'abandonne quand, dans ces sortes de comparaisons, on néglige la notion de la durée de la guerre.

La guerre allemande, dit-il, comprend une période de sept mois pendant lesquels la mortalité mensuelle a été de 1,9 pour 1000 d'effectif. Or, dans les sept premiers mois de notre lutte, cette dernière n'a été que 2,7, c'est-à-dire à peine d'un tiers plus grande que celle des Allemands ; différence légère qui s'explique si l'on songe que les Américains sont entrés en campagne avec une armée improvisée à la hâte, non aguerrie, qui a dû opérer dans les insalubres plaines du Mississipi, de l'Ohio et du Potomac. Quelque puissante que soit la science des Allemands, conclut le médecin américain, elle n'aurait certainement pas suffi à préserver leur armée d'un accroissement mensuel de la mortalité, si cette armée, au lieu de tenir la campagne pendant quelques mois, eût fait la guerre pendant quelques années.

Il est certain que quoi qu'on fasse pour le maintien de la santé des troupes, la guerre sera toujours pour l'homme une situation anormale par les fatigues qu'elle impose. Il n'y a point de profession qui exige de l'homme une somme d'efforts aussi considérables et aussi soutenus que ceux nécessités par la guerre. Travaux excessifs pour la défense ou pour l'attaque, marches forcées de jour et de nuit, alertes incessantes, surmenage maintenu à l'état chronique, épuisement nerveux résultant de l'excitation et des émotions répétées : telle est la situation de l'homme en guerre.

Et cet homme, fatalement, est moins bien nourri qu'en temps de paix ! Qualitativement, au moins, son alimentation est insuffisante, elle pèche avant tout par l'uniformité. D'où résulte un alanguissement des fonctions digestives. L'aliment est bien reçu, mais il n'a plus sa valeur réelle. Tout ceci se résume dans l'excès des dépenses fournies par l'organisme sur les recettes ; et cette rupture d'équilibre s'accentue de jour en jour à mesure que la lutte se prolonge. De plus, indépendamment de ce déficit, agit une autre cause d'affaiblissement :

Vous savez, Mesdames, que normalement l'organisme fabrique de véritables poisons qui, dans les conditions ordinaires, sont rejetés au dehors au fur et à mesure de leur production, par diverses voies d'élimination, notamment par la peau et le rein. Or, chez l'homme soumis à la rude existence de la guerre, ces poisons sont produits en excès, tandis que leur élimination est réduite.

La peau, en effet, pour bien fonctionner, doit être entretenue par les soins de propreté. Ces soins sont, bon gré mal gré, la dernière des préoccupations des soldats en campagne. L'épaisse croûte épidermique qui finit par renforcer de toute part la peau, entrave nécessairement ses précieuses fonctions.

Quant aux reins, bien que nous ne sachions rien de positif sur le trouble apporté à leurs fonctions, il est permis de penser que les congestions répétées que provoquent dans ces organes les marches et les fatigues incessantes sont plutôt faites pour en amoindrir le travail que pour l'activer.

L'organisme s'altère donc par l'insuffisance de la réparation et par son propre empoisonnement. Il en résulte un état spécial, difficile à définir, qui n'est pas encore la maladie, mais qui n'est plus la santé. Cet état se traduit par l'amaigrissement, la pâleur de la face, la diminution des forces, la lenteur des mouvements, la dépression du moral, l'alanguissement de toutes les fonctions, notamment de celle de la digestion. Tous les médecins qui ont suivi les longues guerres l'ont vu se développer vers la fin. On comprend que dans ces conditions, le nombre des maladies et la mortalité augmentent. Souvent les maladies nées de cet état de misère physiologique, ne se présentent plus avec leur allure de simplicité habituelle; elles se réunissent deux à deux, trois à trois ; et cette association engendre des types étranges de maladies s'entremêlant entre elles, de telle sorte que les médecins sont embarrassés pour les reconnaître et les désigner. Elles présentent dans leur nature et leur mode d'association une singulière conformité avec celles qui, à en juger par les récits que les historiens nous en ont laissés, ont, depuis l'antiquité jusqu'à nos jours, affligé les peuples dans les périodes de grandes famines.

Comment la prévoyance même la plus généreuse et la plus éclairée pourrait-elle prévenir tous les maux qui surgissent en de telles circonstances? Ce serait témérité que de s'y attendre. Néanmoins l'hygiène et une sage administration peuvent encore beaucoup contre ces maux, bien qu'impuissantes à les supprimer complètement. Je vous l'ai démontré par deux exemples en commençant cet entretien ; c'est par deux exemples de même ordre que je veux le terminer :

Le premier se rapporte à la guerre de 1870. En 1870, avant la déclaration de guerre, la variole régnait en France, dans bon nombre de départements, particulièrement dans ceux du Morbihan, d'Ille-et-Vilaine, de

Vaucluse, de l'Ardèche, de la Nièvre, de la Haute-Saône ; à Paris, l'épidémie sévit d'abord sur la population civile ; l'armée composée d'hommes depuis longtemps sous les drapeaux, vaccinés et revaccinés, eut très peu à souffrir. Mais les événements qui suivirent la déclaration de guerre modifièrent cet état de choses. Les mobiles des départements, dirigés sur Paris, furent logés chez l'habitant, et prirent au contact de la population civile le germe de la variole. L'épidémie se propagea facilement parmi ces jeunes gens qu'on n'avait pas eu le loisir de revacciner, et dont beaucoup peut-être n'avaient jamais été vaccinés. Pendant la première période du siège de Paris, ce furent les mobiles qui présentèrent dans l'armée le plus grand nombre de cas de variole ; mais par suite l'épidémie se généralisa et s'étendit à tous les corps. Le nombre des militaires atteints de variole pendant le siège a été environ de 6,77 pour 100 ou 68 pour 1000.

Au contraire, l'armée allemande soumise exactement à la pratique des vaccinations et des revaccinations ne perdait pendant toute la campagne que 261 hommes de variole, sur un effectif de 913,967 hommes.

Le second exemple nous est offert par l'armée anglaise dans l'expédition de Crimée. Surprise par une grande guerre continentale à laquelle elle ne s'attendait pas, l'Angleterre n'avait pu donner à ses troupes, dans le premier hiver (1854-55), le confortable qu'elle leur assure d'ordinaire dans leurs expéditions militaires. Manquant même du strict nécessaire, elles se trouvaient dans des conditions pires que les nôtres et eurent beaucoup à souffrir. C'est chez elles que le typhus apparut tout d'abord ; elles en furent plus éprouvées durant ce premier hiver que notre corps expéditionnaire.

En décembre 1855, une seconde épidémie commença en Crimée. Les Anglais qui, dans l'intervalle, avaient modifié leur régime et leur administration, se trouvant mieux nourris, moins fatigués et beaucoup mieux installés que nous, échappèrent au typhus auquel l'armée française resta vouée jusqu'à la fin de la campagne. C'est ce que l'historien médical anglais constate en des termes justes et empreints du sens pratique national : « Le gouvernement anglais, dit-il, éclairé par les rapports du médecin directeur du service de santé, reconnut combien il importait de bien traiter, pour les conserver, des hommes représentant un capital considérable, capital augmenté du prix du transport à une aussi grande distance ; il prit immédiatement une décision suprême, et montra ce que peut une grande nation pour la conservation et le bien-être de son armée. »

CHARTRES. — IMPRIMERIE DURAND, RUE FULBERT.